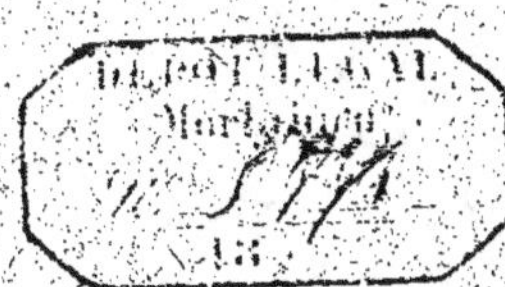

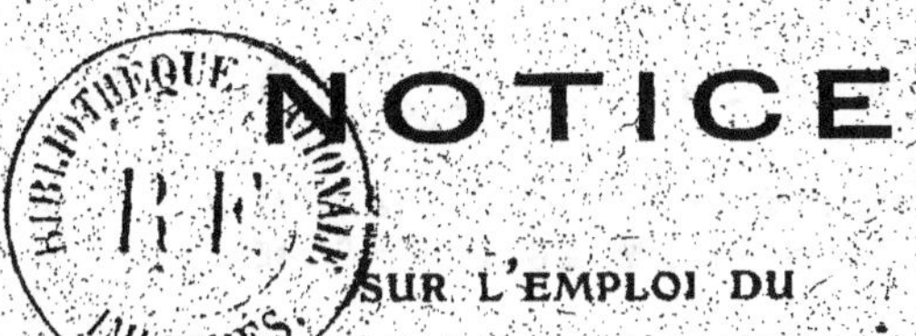

NOTICE

SUR L'EMPLOI DU

Lacto-Calculateur E. ADNET

Règle à calcul servant à l'analyse du lait

établi d'après les indications de MM. Bouin et Gobert

Chimistes-Experts

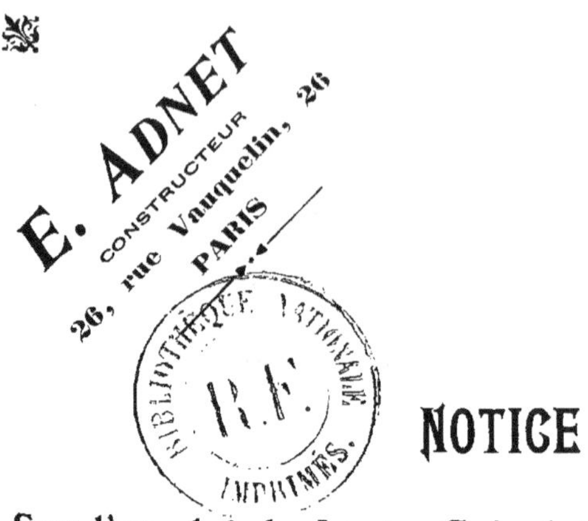

NOTICE

Sur l'emploi du Lacto-Calculateur E. ADNET :

Règle à calcul servant à l'analyse du lait, établi d'après les indications de MM. BOUIN ET GOBERT

Chimistes-experts.

Qu'il s'agisse de contrôle industriel ou de surveillance sanitaire, l'analyse du lait exige avant tout la détermination de sa valeur alimentaire qui permet de conclure à sa valeur marchande.

La valeur alimentaire ou richesse d'un lait se mesure par sa teneur en **matière grasse** d'une part, et en extrait sec moins la matière grasse ou **extrait dégraissé** d'autre part.

Le dosage de la matière grasse s'obtient par des méthodes exactes et rapides, mais la préparation de l'extrait sec du lait est une opération toujours longue dont le résultat est quelquefois incertain ; aussi, dans la généralité des cas, on se contente de déterminer l'extrait sec par le calcul connaissant la matière grasse et la densité. (Car dans un lait les trois éléments : densité, matière grasse et extrait sec, sont entre eux en relations telles que, deux d'entre eux étant connus, le troisième se détermine facilement par le calcul).

Cette méthode est la seule pratique à la portée des industriels, et un grand nombre de chimistes estiment avec raison que c'est un moyen facile et élégant de contrôler les résultats analytiques directs.

La formule de calcul la plus sérieusement étudiée, la plus généralement connue et employée, est celle du professeur **Fleischmann**:

$$\text{Extrait dégraissé} = 0{,}2B + 2{,}665 \frac{100\,S - 100}{S}$$ que nous mettons sous la forme suivante :

$$\text{Extrait dégraissé} = 0{,}2B + 2{,}665 \frac{100\,D}{1000 + D}$$ B étant la matière grasse de 100 gr.

de lait, S la densité, et D le degré densimétrique du même échantillon (1).

---

(1) D est le nombre de degrés lus au lacto-densimètre (la lecture étant supposée effectuée à 15° C) tandis que S est la densité réelle ; par exemple, si nous lisons sur l'échelle du lacto-densimètre 34,5 valeur de D, cela veut dire que S, la densité, est 1,0345. La relation entre D et S est la suivante : $1000 + D = 1000\,S$.

Le **Lacto-Calculateur E. Adnet** donne par une simple lecture l'extrait dégraissé E D d'un lait, en fonction de la matière grasse B et de son degré densimétrique D d'après la formule de Fleischmann. Il permet, en outre, tous calculs simples tels que multiplications, divisions, règles de trois ; en particulier le calcul du rapport :

$$\frac{\text{Matière grasse}}{\text{extrait}},$$

notion qui avec l'extrait dégraissé fournit des indications précises tant dans le contrôle industriel que dans l'analyse légale.

Description du Lacto-Calculateur

L'instrument se compose, comme les règles à calculs courantes, d'une règle de 26 centimètres de long, d'une réglette de même longueur glissant dans une coulisse, et d'un curseur qui permet de repérer les résultats.

Sur la face de la règle sont gravés deux systèmes de graduations : l'un comprend les trois échelles supérieures marquées B, D, E D, et sert à obtenir l'extrait dégraissé du lait ; l'autre comprend les deux échelles inférieures que nous appellerons *échelles arithmétiques* et sert à obtenir le produit ou le quotient de deux nombres, l'expression numérique d'un rapport, ou le résultat d'une règle de trois, simple ou composée.

Sur le biseau de la règle se trouve une graduation en millimètre de 0 à 250 ; sur la tranche opposée est gravée une autre graduation en millimètre de 0 à 260 dont le zéro coïncide avec l'extrémité gauche de l'instrument : sur le fond de la coulisse de la réglette, se trouve une autre division de 260 à 510 gravée de telle sorte que, si l'on tire la réglette vers la droite, la distance entre l'extrémité gauche de la règle et l'extrémité droite de la réglette se trouve indiqué au fond de la coulisse au regard de l'extrémité gauche de la réglette.

Le revers de la règle porte quelques renseignements sur son emploi ; entre autres un tableau de corrections des densités pour le lait entier et un autre pour le lait écrémé.

Remarque. — Seule la détermination de l'extrait sec utilise les trois échelles supérieures. Tous les autres calculs sont effectués à l'aide des deux échelles arithmétiques.

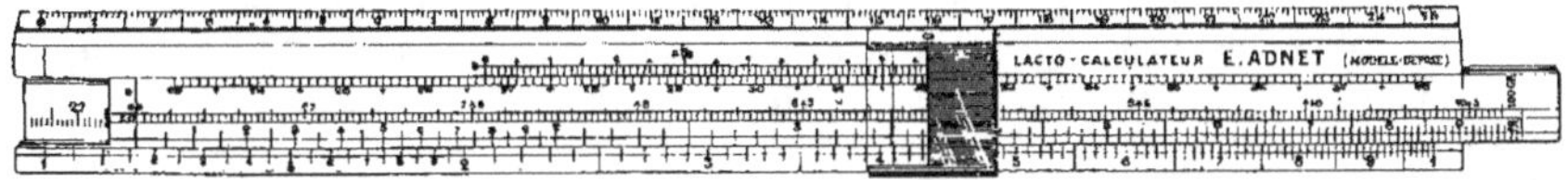

Fɪɢ. 1

Mode d'emploi du Lacto-Calculateur.

A. Correction des densités. — Au revers de la règle nous trouvons deux tableaux spéciaux à cet usage : l'un pour le lait entier, l'autre pour le lait écrémé. Chacun de ces tableaux se compose d'une série de colonnes ; séparé par un trait, en tête de chaque colonne, un nombre indique les graduations entières du lacto-densimètre de 23 à 35 (1). A gauche, et en quelque sorte hors du

---

(1) Nous ne prendrons dans nos exemples que des nombres correspondant à des laits entiers, donc au tableau de gauche ; nous ferions de même pour des laits écrémés en nous servant du tableau de droite.

tableau se trouve disposée la série des températures de + 10 à + 20 degrés centigrades.

Le chiffre de la densité corrigée se trouve au croisement de la ligne verticale passant par les chiffres de la densité lue, et de la ligne horizontale passant par le chiffre de la température du lait essayé.

1er Exemple : Le densimètre indique 32 pour un lait non écrémé. Le thermomètre + 17. Nous lisons dans la colonne 32 au croisement de la ligne 17 : 32,4.

2e Exemple : Le densimètre indique 32,1. Le thermomètre : + 16,5. Le tableau ne renfermant que des nombres entiers, pour trouver la valeur appliquable aux dixièmes, nous supposons qu'entre deux degrés consécutifs du thermomètre ou du densimètre les variations sont proportionnelles.

Si on s'élève de + 16 à + 17, la densité croît de 32,2 à 32,4 soit 0,2 pour 1 degré de température et 0,1 pour un demi-degré. 32 à + 16,5 deviennent donc 32,2 + 0,1 : 32,3.

Ce n'est pas 32 qu'il faut corriger à 16,5 mais bien 32,1.

Nous constatons que :

$$32 \text{ à } + 16,5 \text{ donnant } 32,4$$
$$33 \text{ à } + 16,5 \quad \text{»} \quad 33,3$$

L'augmentation se faisait dans les deux cas unité par unité il convient d'ajouter 0,4 au chiffre trouvé qui devient donc 32,3 + 0,1 : 32,4 densitée corrigée à + 15°.

Nota. — Pour que les résultats soient comparables entre eux, les densités doivent être lues à la température de + 15° ou ramenées à ce chiffre.

B. Calcul de l'extrait dégraissé. — On fait coïncider, par le glissement de la réglette, le repère R gravé sur l'échelle B avec le trait de l'échelle D représentant la densité corrigée du lait. Le trait indiquant l'extrait dégraissé (échelle E D) est en regard du trait indiquant la matière grasse (échelle B).

Exemple : Un lait a pour densité 32,4 à + 15° et contient 3, 4 pour cent de matière grasse. Par glissement de la réglette le trait 32,4 de l'échelle D est amené en coïncidence avec R, puis nous faisons glisser le curseur de façon que le trait gravé sur la fenêtre de verre vienne se confondre avec le trait 3, 4 de l'échelle B, ce même trait du curseur recouvre sur l'échelle E. D la graduation 9,04.

Ce lait contient donc :

Beurre.	. . .	3.4
Extrait dégraissé.		9.04
Extrait sec total.		12.44

Remarque. — L'échelle B est graduée de 0 à 8 (en grammes pour cent grammes de lait), les traits intermédiaires indiquant les dixièmes ; l'échelle D est graduée de 23 à 38, avec indication des dixièmes. Enfin l'échelle E.D est graduée de 6,5 à 10,6 (en grammes d'extrait sec dégraissé pour 100 grammes de lait) les grandes divisions intermédiaires indiquant les dixièmes et les petites les cinquantièmes soit 0,02 ; comme on arrive facilement à évaluer une demi-division, il s'en suit que la détermination de l'extrait sec par la méthode du lacto-calculateur est exacte à 0,01 près, approximation à laquelle on arrive avec la méthode par pesée.

Calculs divers par l'emploi des échelles arithmétiques.

Principe de la méthode. — Les deux échelles inférieures de la face de la règle sont identiques, et tous leurs traits correspondent exactement, lorsque la réglette n'est pas tirée ; il faut d'abord s'exercer à lire sur ces échelles et *évaluer à l'estime* les divisions intermédiaires avec traits gravés, en remarquant que les graduations vont de 1 à 10 ; les subdivisions étant en 1/100 de 1 à 2, en 1/50 de 2 à 4 et en 1/20 de 4 à 10

Dans une position quelconque de la réglette, si deux nombres superposés, l'un sur la réglette et l'autre sur la règle sont considérés comme figurant une fraction ou l'expression numérique d'un rapport, on trouvera par simple lecture toutes les fractions équivalentes, expressions du même rapport.

Nous appellerons **indicateurs** les traits extrèmes de chaque échelle marqués **1**.

Un **indicateur** étant mis en regard d'un nombre, tout multiplicateur de ce nombre lu sur l'échelle de l'**indicateur** est en regard du produit ; tout dividende lu sur l'autre échelle est en regard du quotient.

L'usage des ces échelles arithmétiques serait restreint si les opérations étaient limitées aux nombres compris entre 1 et 10 ; il n'en est de rien ; si l'on multiplie ou l'on divise par 10, 100, 1000... (une puissance quelconque de 10) les nombres représentés par les traits de ces deux échelles, le résultat sera toujours exact, mais il convient d'en établir le nombre de chiffres entiers.

Dans le cas de la MULTIPLICATION, le nombre de chiffres du produit est égal à la somme des chiffres des facteurs diminué d'une unité lorsque le produit se trouve entre *l'indicateur* de gauche de la réglette et *l'indicateur* de droite de la règle, et égal à cette somme lorsque le produit se trouve entre les deux autres *indicateurs*.

Dans le cas de la DIVISION le nombre des chiffres du quotient est égal à la différence des chiffres du dividende et du diviseur augmenté d'une unité lorsque le quotient se trouve entre *l'indicateur* de gauche de la réglette et *l'indicateur* de droite de la règle, et à cette différence dans l'autre cas.

C. Calcul du rapport $\dfrac{\text{matière grasse}}{\text{extrait sec.}}$ Dans le lait qui nous a servi plus haut d'exemple, nous avons trouvé :

Matières grasse   3,4
Extrait sec total   12,44

Nous nous proposons de déterminer le quotient de 3,4 par 12,44. Pour cela amenons l'**indicateur** de gauche de la réglette vis-à-vis de 12,44 sur la règle, les trois premiers chiffres se trouvent gravés, mais il faudra évaluer au jugé 0,004 entre 1,24 et 1,25 (ou 4 entre 124 et 125). En regard du dividende 3,4 lu sur la règle nous trouvons sur la réglette le quotient 273.

Le nombre des chiffres de notre quotient est d'après les principes posés plus haut égal à la différence ces chiffres du dividende et du diviseur augmentée d'une unité, soit dans le cas présent $1 - 2 + 1 = 0$

Le quotient est donc 0,273, ou, en d'autres termes, l'extrait du total renferme 27,3 % de matière grasse.

Nous trouverions par le même procédé le rapport :

$$\frac{\text{Matière grasse}}{\text{Extrait dégraissé}} = \frac{3.4}{9.04} = 0.376$$

C. Calcul du lactose dosé au polarimètre. — La détermination de la déviation polarimétrique a été effectuée suivant les procédés habituels, et en employant comme défécant le réactif nitro-mercurique Supposons que le lait examiné ait donné une déviation de 4°53'. En convertissant les degrés en minutes nous pouvons écrire : 4°53' = 293'.

La défécation ayant dilué le lait de 1 dixième de son volume primitif, il y a lieu de ramener le chiffre de 293 minutes à 100 de lait, en le multipliant par le chiffre de la dilution : 1,1. Proposons-nous d'effectuer cette opération au moyen du **lacto-calculateur**, amenons l'**indicateur** de gauche de la réglette vis-à-vis de 1,1 sur la règle, et en face du 293 de la réglette nous lisons 322 qui est en minutes la déviation polarimétrique de 100 de lait. Le lactose nous est donné par la formule suivante inscrite au verso de la règle : Lactose $\%$ = n' (minutes) $\times$ 0,0149 (lait moyen) qui indique que pour un lait moyen le lactose en poids est donné par la déviation en minutes multipliées par le facteur 0,0149. Le **lacto-calculateur** va nous permettre d'effectuer cette dernière multiplication.

L'**indicateur** de gauche de la réglette étant en face de 149 de la règle, en face de 322 de la réglette nous lisons sur la règle 480, le produit n'a qu'un chiffre car d'après la règle énoncée plus haut 3 — 1 — 1 = 1, notre lait renferme 4,80 gr. de lactose par 100 cm³. Comme nous déféquons tous nos échantillons de la même façon nous pouvons au préalable établir notre coefficient 1,1 $\times$ 0,0149 = 0,0164 et nous n'avons qu'une seule opération à faire : 0,0164 $\times$ 293 ou 1,64 $\times$ 2,93. Les calculs s'exécutent de même si la dilution par défécation est différente ; si par exemple on a doublé le volume le facteur devient 0,0149 $\times$ 2 = 0,0298.

Pour passer de la teneur pour 100 cm³ à celle $\%$ gr., il suffit de diviser la première par la densité S ; (on pourrait également opérer sur une prise d'essai de 100 grammes complétée à 100 cm³ avec de l'eau et poursuivre comme dans le cas cité : le résultat serait exprimé $\%$ grammes).

Exemple : Le lait cité plus haut renferme 4,8 de lactose $\%$ cm³ et sa densité est 1,0327 ; le nombre cherché x est tel que

$$\frac{x}{1} = \frac{4,8}{1,0327} \text{ ce qui peut s'écrire } \frac{x}{4,8} = \frac{1}{1,0327}$$

Amenons l'**indicateur** de gauche de la réglette vis-à-vis du 1,033 de la règle (en évoluant le dernier chiffre au jugé) en regard de 4,8 de la règle, se trouve le 4,64 de la réglette. Nous sommes ici sûr de n'avoir qu'un chiffre au quotient. Notre lait renferme 4,64 gr. de lactose $\%$ gr.

C. Dosage du lactose par la liqueur du Fehling. — Nous supposons que 10 cm³ de notre liqueur de Fehling sont réduits par 0,675 de lactose hydraté, que la prise d'essai de 10 cm³ ou 10 grammes a été portée à 100 par défécation et dilution, et que du petit lait ainsi préparé il a été versé 13 cm³,5 pour la réduction complète du Fehling. Le nombre cherché x est donné par la relation

$$x = \frac{0,0675 \times 100 \times 10}{13,5} = \frac{67,5}{13,5} \text{ x = ou d'une façon générale x} = \frac{67,5}{n}$$

Amenons le trait du curseur sur 67,5 et l'indicateur de gauche de la réglette sur 13,5 de la règle : le trait du curseur indique sur la réglette le nombre 5 d'un seul chiffre quotient cherché.

On opérera de même si la dilution est différente, la prise d'essai plus petite ou plus grande, la marche à suivre est la même, seuls les nombres changent. Si le titre de la liqueur de Fehling est différent de 0,0675 cas très fréquent, le calcul se fera aussi rapidement : avantages très marqué sur les tables.

F. Calcul du mouillage. — Un échantillon de lait nous a paru suspect de mouillage ; pour baser nos conclusions, nous avons à notre disposition l'échantillon correspondant prélevé à l'étable, nous calculons le mouillage d'après l'extrait dégraissé. Supposons que les extraits soient 84 pour de lait suspect et 91 pour le témoin.

Amenons la division 84 de la réglette en coïncidence avec 91 de la règle. Dans cette position tous les nombres en correspondance des deux échelles arithmétiques sont dans le même rapport. Nous remarquons que l'une des fractions, expressions de ce rapport, a pour dénominateur 100 et pour numérateur 92,3 (le chiffre des dixièmes étant évalué au jugé). C'est-à-dire que 8,4 représente les 92,3 centièmes

de 9,1 ou l'extrait de $\dfrac{93,3}{100}$ du lait supposé avant mouillage.

Le mouillage a donc pour expression numérique

$$\frac{100 - 92,3}{100} = \frac{7,7}{100} \text{ ou } 7,7 \text{ °/₀}.$$

Notre réglette étant toujours dans la même position, pour chaque nombre lu sur la réglette représentant un résultat d'analyse du lait suspect de mouillage, nous aurons vis-à-vis du nombre représentant le résultat du même dosage ou de la même détermination sur le même lait avant mouillage.

Rapprochons dans un tableau les éléments de ces trois types.

	Suspect	témoin	Suspect avant mouillage
		analysés	déterminé par la règle
Matière grasse	3,5	3,8	3,79
Extrait dégraissé	8,4	9,1	9,1
Lactose	4,4	4,8	4,77
Cendres	0,63	0,69	0,682
Densité	29,8	32,4	32,3
Acidité	15	18	16,2
Point cryocopique	— 0°505	— 0°545	— 0°546

Les nombres des 2ᵉ et 3ᵉ colonnes concordent parfaitement et nous permettent de conclure sans hésiter à un mouillage de 7 à 8 °/₀.

Si, au lieu d'avoir un échantillon de contrôle, nous avions dû comparer notre échantillon suspect à un lait type, nous aurions opéré de la même façon, mais, au lieu d'aboutir à une affirmation catégorique, notre conclusion n'eut été qu'une forte présomption, sauf pour le cas de mouillage exagéré ou trop bien caractérisé.

G. Calcul de l'écrémage. — L'échantillon suspect nous a donné à l'analyse 3,4 °/₀ de matière grasse, et le témoin 4 °/₀.

Plaçons le 3,4 de la réglette vis-à-vis de 4 de la règle, nous avons :

$$\frac{3,4}{4} = \frac{8,5}{10} = \frac{85}{100}$$

L'écrémage est donc :

$$\frac{100-85}{100} = \frac{15}{100} \text{ ou } 50 \text{ °/₀}.$$

Nota. — Toujours calculer l'écrémage sur des laits non mouillés ou dont la matière grasse a été ramenée à celle des laits avant mouillage.

Autres exemples de calculs courants avec les échelles arithmétiques.

Nous avons dosé la matière grasse d'un beurre au « Gerber ». Nous avions 4 gr. 85 de beurre et avons lu 81,5 au butyromètre. Puisque les graduations du butyromètre sont établies pour une prise d'essai de 5 gr., le calcul à faire est le suivant :

$$\frac{x}{81,5} = \frac{5}{4,85}$$

Le 5 de la réglette étant vis-à-vis de 4,85 de la règle, nous lisons en face de 81,5 sur la règle : 84 sur la réglette, notre beurre renferme 84 % de matière grasse.

Une transmission qui fait 150 tours par minute doit actionner une machine dont la poulie de 200 m/m de diamètre doit faire 250 tours. Quel est le diamètre à donner à la poulie de transmission ?
Les diamètres étant en rapport inverse des vitesses, nous écrivons :

$$\frac{x}{200} = \frac{250}{150}$$

Amenons 250 de la réglette vis-à-vis de 150 sur la règle, en face de 200 de la règle, nous lisons 333 sur la réglette, qui exprime en millimètres le diamètre cherché.

RÈGLE LACTO-CALCULATEUR, E. Adnet, selon MM. **Bouin** et **Gobert**, en buis, avec réglette et curseur 17 50
La même en celluloïd. 19 50

119